CONTRIBUTION A L'ÉTUDE

DE LA

MALADIE DE MORVAN

PAR

H. LOUAZEL

Docteur en médecine de la Faculté de Paris
Ancien interne de l'Hôtel-Dieu de Rennes
Lauréat de l'École de médecine et pharmacie de Rennes

PARIS

G. STEINHEIL, ÉDITEUR

2, RUE CASIMIR-DELAVIGNE, 2

—

1890

CONTRIBUTION A L'ÉTUDE

DE LA

MALADIE DE MORVAN

IMPRIMERIE LEMALE ET Cie, HAVRE

CONTRIBUTION A L'ÉTUDE

DE LA

MALADIE DE MORVAN

PAR

H. LOUAZEL

Docteur en médecine de la Faculté de Paris
Ancien interne de l'Hôtel-Dieu de Rennes
Lauréat de l'École de médecine et pharmacie de Rennes

PARIS

G. STEINHEIL, ÉDITEUR

2, RUE CASIMIR-DELAVIGNE, 2

—

1890

CONTRIBUTION A L'ÉTUDE

DE LA

MALADIE DE MORVAN

AVANT-PROPOS

La maladie de Morvan est une affection peu fréquente et même jusqu'ici tout à fait exceptionnelle dans les services hospitaliers de Paris. Nous avons eu la bonne fortune d'en observer un exemple fort intéressant dans le service de notre cher maître M. Hanot. Le cas dont il s'agit a été relaté déjà dans plusieurs publications : M. Hanot, dans les *Archives générales de médecine* (mai 1887), en a donné la première description, à laquelle la thèse d'Oger de Spéville (1888) est venue ajouter quelques détails. Tout récemment MM. G. Guinon et Dutil ont continué l'histoire clinique de ce malade dans la *Nouvelle iconographie de la Salpêtrière* (1890, n° 1), et M. le professeur Charcot en a fait l'objet d'une de ses leçons (décembre 1889). A une étude aussi complète nous n'aurions rien eu à ajouter, et ce malade n'a fait en somme qu'attirer particulièrement notre attention sur la maladie de Morvan. Mais nous avons été assez heureux pour pouvoir disposer de deux observations nouvelles, que nous devons à l'extrême obligeance de M. le Dr H. Dayot (de Rennes) et de M. Lancereaux. Enfin M. Joffroy, à qui nous avions demandé quelques conseils pour le choix de notre thèse inaugurale, a bien voulu nous communiquer les résultats d'un examen anatomique fort intéressant, qu'il a pu pratiquer dans un cas de cette affection et qu'il se propose de publier prochainement, en commun avec M. Achard. Disposant ainsi de quelques faits nouveaux, nous avons pensé qu'il n'était pas inutile de les joindre aux matériaux accumulés par nos devanciers, d'autant plus que les observations cliniques de la maladie qui nous occupe ne sont pas encore extrêmement nombreuses et que son histoire anatomique est à peine ébauchée.

Au début de ce travail, nous sommes heureux d'exprimer notre vive gratitude à nos maîtres dans les hôpitaux, MM. les Drs Hanot, Tillaux et Moizard. MM. Lancereaux et H. Dayot, en nous confiant leurs intéressantes observations, ont droit à notre profonde reconnaissance. Nous tenons aussi à adresser nos remerciements à M. Joffroy pour les conseils bienveillants qu'il nous a donnés et les renseignements qu'il nous a obligeamment fournis sur l'autopsie qu'il a pratiquée et à M. Achard, qui a eu l'obligeance de nous guider dans le cours de ce travail.

Nous prions M. le professeur Charcot d'agréer nos remerciements pour l'honneur qu'il nous fait en voulant bien accepter la présidence de cette thèse.

CHAPITRE PREMIER

Historique.

En 1883, M. le Dr Morvan (de Lannilis) publiait, dans la *Gazette hebdomadaire de médecine et de chirurgie*, un mémoire fort remarquable, fondé sur sept observations personnelles, et dans lequel il décrivait un syndrome clinique nouveau, sous le nom de : Parésie analgésique à panaris, ou paréso-analgésie des extrémités supérieures. Du premier coup, M. Morvan traçait de la maladie à laquelle on a justement attaché son nom une description si précise, que les observateurs qui l'ont suivi n'ont guère ajouté à son histoire clinique. Il mettait en évidence les traits les plus saillants du tableau symptomatique : l'analgésie, la parésie, les panaris, qui restent bien encore aujourd'hui les caractères fondamentaux, parmi les troubles sensitifs, moteurs et trophiques qu'on peut observer dans cette affection. Il insistait aussi sur l'extension symétrique et successive des accidents aux deux membres supérieurs, sur la lenteur souvent considérable que présente la marche de la maladie ; il signalait la possibilité de l'envahissement du tronc et des membres inférieurs, bien que d'une façon assez rare ; il indiquait la moelle cervicale comme le siège probable des lésions anatomiques ; enfin il discutait fort judicieusement le diagnostic et affirmait l'autonomie du type clinique qu'il venait de créer.

Bientôt après la publication de ce travail, M. Guelliot (de Reims) rapporta une observation de la nouvelle maladie. Deux ans plus tard, M. A. Broca décrivit un autre cas, observé dans le service de M. le professeur Verneuil, et il signala le premier un signe qui fut reconnu depuis pour très fréquent, la scoliose.

En 1886, dans un second mémoire, M. Morvan donna la relation de huit faits nouveaux ; il compléta notamment la description des phénomènes trophiques et précisa la physiologie pathologique des accidents.

L'année suivante, de nouvelles observations furent publiées par notre maître M. Hanot, par le Dr Prouff (de Morlaix) et le Dr Colleville (de Reims). M. Morvan, revenant aussi sur la question, consacra deux mémoires à l'étude des arthropathies qu'il compara à celles du tabes, et de la scoliose qu'il considéra comme un trouble trophique du squelette : c'est à cette opinion que se rallia M. Broca.

Jusque-là l'affection décrite par M. Morvan n'avait été étudiée qu'au point de vue clinique. Avec MM. Monod et Reboul la question entra bientôt dans une nouvelle phase. Le premier examen anatomique, publié par ces auteurs, quoique bien incomplet puisqu'il n'avait pu porter que sur des doigts amputés, révéla l'existence de lésions très prononcées dans les nerfs collatéraux et servit de base à une théorie qui fit de la névrite périphérique le substratum anatomique de la maladie de Morvan.

La thèse du D^r d'Oger de Spéville (1888) constitue le premier travail dans lequel cette affection se trouve décrite dans son ensemble. Cette thèse réunit tous les faits précédents et complète l'observation de M. Hanot; elle y joint en outre quelques faits empruntés à divers auteurs (Roth, Czerny, Tuffier), mais qui ne se rapportent pas tous d'une façon bien évidente au type clinique de Morvan. Dans ce travail se trouvent signalés les relations établies par Roth, entre cette affection et la syringomyélie, et l'auteur, sans se prononcer affirmativement, incline toutefois vers l'opinion qui rattache aux lésions de la syringomyélie la maladie de Morvan.

Une importante autopsie, faite par MM. Gombault et Reboul, sur la malade observée par le Dr Prouff, ne sembla pas confirmer pleinement cette opinion. Ces auteurs retrouvèrent les altérations déjà décrites dans les nerfs périphériques et de plus ils pratiquèrent pour la première fois l'examen des centres nerveux. Ils constatèrent des lésions de la moelle ; malheureusement les conditions défectueuses dans lesquelles les pièces avaient été recueillies laissent subsister des doutes sur la nature de ces lésions médullaires, et bien que les auteurs ne pensent pas qu'il s'agisse d'une véritable syringomyélie, la question ne peut être considérée comme jugée d'une manière définitive.

A son tour M. Morvan, s'appuyant sur des arguments cliniques, revendique l'autonomie de la maladie qu'il avait décrite et cherche à établir, d'après l'examen de la sensibilité, des caractères différentiels qui empêchent de l'englober dans la syringomyélie. Dans le même travail, il insiste sur l'existence des cas frustes qu'il avait déjà signalés dès 1886.

Les leçons récentes de M. le professeur Charcot (décembre 1889) et le travail de ses élèves MM. Guinon et Dutil ont montré que l'hystérie peut s'ajouter à la paréso-analgésie comme elle s'ajoute à nombre d'affections nerveuses, et qu'on peut voir l'hémianesthésie hystérique se superposer à l'anesthésie propre à la maladie de Morvan.

Nous citerons encore, pour terminer cet historique, une observation de Jürgensen publiée par Heckel et un cas remarquable par les troubles trophiques, mais sans autopsie, présenté par M. Chipault, au commencement de cette année, à la Société anatomique.

CHAPITRE II

Symptômes et marche.

Le début de la maladie de Morvan est le plus ordinairement insidieux. Le médecin n'est souvent appelé à reconnaître l'existence de cette affection que lorsque survient un des accidents les plus importants : le panaris. Il constate alors, sur la main atteinte et sur une étendue variable du membre correspondant, un certain degré de parésie avec anesthésie et surtout analgésie. Le panaris se fait remarquer d'emblée par sa tendance à la destruction des os, puis par la répétition de ses atteintes et par la multiplicité des doigts qui en sont frappés. Ces panaris successifs laissent à leur suite des déformations persistantes des mains, des mutilations auxquelles viennent encore s'ajouter divers troubles trophiques du côté de la peau, des ongles, du squelette. Après avoir tout d'abord atteint l'un des membres supérieurs, les accidents envahissent ensuite, au bout d'un temps plus ou moins long le côté opposé ; quelquefois même les membres inférieurs sont frappés à leur tour. Mais presque toujours les progrès du mal se font avec une extrême lenteur et l'infirmité qui en résulte n'est pas incompatible avec une longue existence.

Telle est dans ses principaux traits la description sommaire d'un cas complet. Mais ce tableau peut présenter des apparences diverses ; quelques traits essentiels peuvent même faire complètement défaut, et il y a lieu par suite de distinguer, comme pour un grand nombre d'affections du système nerveux, des formes frustes de la maladie. Enfin la marche des accidents, leur extension, sont également sujettes à varier. Mais avant d'aborder l'étude des formes frustes et celle de l'évolution du mal, il nous faut tout d'abord examiner dans le détail les symptômes divers qui interviennent dans la constitution du type clinique de Morvan.

Douleurs initiales. — Le début est souvent annoncé par des phénomènes douloureux dans le membre qui sera primitivement atteint. Ce sont des douleurs affectant la forme de névralgies et revenant par crises plus ou moins intenses et plus ou moins espacées. Ces manifestations douloureuses s'atténuent graduellement et finissent par disparaître, à mesure que les autres symptômes s'établissent.

Les douleurs initiales n'ont pas toujours pour siège le membre supérieur. On les a vues occuper un côté du crâne et du cou. Dans un cas de Morvan (obs. VIII), il s'agissait d'une céphalalgie du côté gauche avec sensation de froid dans la moitié correspondante de la face et du cou. On a signalé aussi des douleurs de la nuque (Colleville) qu'on peut rapprocher de celles qui marquent le début de certaines altérations de la région supérieure de la moelle, telles que la pachyméningite cervicale hypertrophique.

Mais dans la maladie de Morvan les douleurs sont inconstantes et ce n'est ordinairement que d'une façon rétrospective que le médecin peut en noter l'existence ; elles ont en général disparu lorsque les malades viennent le consulter pour les autres manifestations de la maladie.

Troubles moteurs. — La paréso-analgésie représente dans le tableau morbide l'un des éléments fondamentaux établis par Morvan dans ses premières descriptions.

L'affaiblissement de la motilité est parfois bien léger. D'abord à peine perceptible, même au dynamomètre, il se traduit surtout par de la maladresse manuelle ; puis la faiblesse augmente d'intensité et s'étend à l'avant-bras et au bras. Elle peut aboutir à l'impotence à peu près complète. Enfin elle s'accompagne d'une atrophie musculaire, dont l'intensité est très variable, et qui frappe les éminences thénar et hypothénar, les interosseux, les muscles de l'avant-bras. Il est assez rare que l'affaiblissement gagne les membres inférieurs : le malade traîne alors la jambe en marchant. Dans un cas de M. Morvan (obs. VII) il existait même la déformation du pied-bot valgus. D'une façon tout à fait exceptionnelle on a noté, en même temps qu'une parésie du membre inférieur correspondant, une asymétrie faciale sans parésie de l'orbiculaire palpétral et plutôt avec contracture ; mais il s'agit d'un fait complexe, le malade était hystérique, en sorte qu'on n'est pas en droit de rattacher ces phénomènes à la maladie de Morvan.

On a noté dans les muscles atrophiés un affaiblissement aux excitations électriques (Morvan).

L'état des réflexes tendineux est très variable. Ils peuvent être normaux ; mais on les a vus exagérés ou diminués et même abolis.

Troubles sensitifs. — Les troubles de la sensibilité ne sont pas toujours proportionnels aux troubles moteurs. Ils ne se superposent pas non plus exactement à ces derniers dans leur distribution. Le plus ordinairement leur étendue est supérieure à celle de la parésie ; M. Morvan cite cependant une observation (obs. IV) dans laquelle la parésie dépassait l'analgésie. Ils frappent la main, l'avant-bras, une partie du bras ; quelquefois ils envahissent tout le membre supérieur. Dans un certain nombre de cas, ils atteignent le tronc et peuvent même gagner les membres inférieurs. Une observation de M. Colleville fait mention d'une analgésie très étendue, occupant un côté de la tête et du cou, tout le thorax, une grande partie de l'abdomen et l'un des membres inférieurs depuis la racine jusqu'au tiers moyen de la jambe ; mais il s'agit d'un sujet exposé à des intoxications et il est possible que cette anesthésie si étendue ait une origine toxique. Enfin chez deux malades qui présentaient la coexistence de l'hystérie, la névrose avait donné lieu à une hémianesthésie sensitivo-sensorielle qui se superposait aux phénomènes propres à la maladie de Morvan (Guinon et Dutil).

Les troubles sensitifs sont de nature variée. Ils peuvent frapper la sensibilité dans tous ses modes : sensibilité au tact, à la douleur, à la température ; M. Morvan a vu chez la malade du Dr Prouff la diminution du sens musculaire. Mais ils consistent avant tout dans l'analgésie. C'est le caractère le plus frappant et c'est celui qui fut l'origine des recherches de M. Morvan. Il est remarquable de voir un malade atteint de panaris, avec désordres étendus et nécrose des phalanges, ne ressentir aucune douleur, à tel point que non seulement l'exploration de la plaie est bien supportée, mais que même l'amputation du doigt peut être faite sans le secours d'aucun agent anesthésique.

L'analgésie s'accompagne ordinairement de thermo-anesthésie et, sous le rapport de l'intensité, ces deux modes d'anesthésie sont à peu près proportionnels. Souvent les malades se font aux mains de fortes brûlures sans ressentir aucune douleur.

Enfin la sensibilité au contact est le plus souvent atteinte : c'est ce qui résulte des recherches récentes et très précises de M. Morvan (1). Cette anesthésie tactile occupe le même territoire que l'analgésie et, comme celle-ci, elle est d'autant plus accentuée qu'on se rapproche davantage de l'extrémité du membre. Elle n'est complète qu'à la face palmaire de toute la main et sur le dos des dernières phalanges ; cependant elle peut dépasser le poignet et même s'étendre à tout un membre thoracique (obs. I, VI et XV de Morvan). Mais l'anesthésie au contact consiste ordinairement en une simple diminution de la sensibilité et il s'en faut qu'elle soit toujours aussi marquée que l'analgésie et la thermo-anesthésie ; elle peut même faire défaut et l'on observe alors, tout au moins pendant une certaine période de la maladie, cette dissociation de l'anesthésie que l'on regarde comme étant la règle dans la syringomyélie : c'est là

(1) *Gazette hebdomadaire de médecine et de chirurgie*, 1889, p. 560.

une question que nous ne faisons qu'indiquer ici, car nous aurons l'occasion d'y revenir au chapitre du diagnostic, lorsque nous discuterons les rapports de la syringomyélie avec le type clinique de Morvan.

Troubles trophiques et vaso-moteurs.— Le panaris est, comme nous l'avons dit, l'accident pour lequel le médecin est ordinairement consulté par le malade. Fort souvent, c'est en quelque sorte le signe révélateur de la maladie.

Il prend au début toutes les allures du panaris ordinaire : rougeur, chaleur, tuméfaction, et même les premiers panaris sont habituellement douloureux. Mais les douleurs diminuent et cessent complètement à mesure que les panaris se répètent. Quelquefois même, dès la première atteinte, le panaris est tout à fait indolent. Par contre, dans quelques faits, il peut être chaque fois fort douloureux : telle est l'observation du Dr Dayot. Aussi la dénomination de panaris analgésique ne convient-elle pas à la généralité des cas.

Un fait presque constant, c'est la gravité des désordres que produisent ces panaris ; il y a très rapidement nécrose des os, soit de la phalangette, soit des phalanges, et élimination de ces os. Il en résulte aussi des arthrites aboutissant à l'ankylose des doigts. On a observé la propagation de la suppuration à la gaine des tendons fléchisseurs (Colleville). Il est exceptionnel de voir le panaris guérir en respectant absolument le squelette (Morvan, Broca).

Le panaris ne se borne pas à une seule atteinte ; il se répète. On en a vu jusqu'à sept (Jürgensen), huit (Prouff), neuf (Morvan). Le développement successif des autres panaris se poursuit pendant toute la durée de l'évolution du mal, mais il y a parfois un intervalle considérable entre deux atteintes. Jürgensen a vu un espace de dix ans entre deux panaris, M. Morvan un intervalle de onze ans (obs. XVIII) ; dans le cas du Dr Prouff, la malade avait eu huit panaris dans l'espace de quarante-quatre ans, mais ce fut une période de vingt années qui sépara le quatrième du cinquième.

Ces dactylites laissent à leur suite des mutilations, des déformations permanentes des mains, qui viennent encore ajouter à l'impotence résultant de la parésie. Les lésions consécutives aux panaris ne sont d'ailleurs pas la cause exclusive des déformations des mains ; celles-ci relèvent aussi, pour une certaine part, de nombreux troubles trophiques qu'on observe à divers degrés dans la plupart des cas.

Très fréquemment il se développe, au niveau des plis naturels de la main, des gerçures profondes, des crevasses qui suppurent ; on a vu plusieurs fois des gerçures ouvrir les gaines tendineuses et donner lieu à des synovites palmaires (observ. II, XI, XIV, XVIII de Morvan).

L'épiderme durcit et s'épaissit en formant des durillons. Il se produit dans certains cas de véritables maux perforants palmaires ; aux pieds on a vu aussi le mal perforant plantaire (Monod et Reboul).

Les ongles tombent et repoussent mal ; ils se déforment, se fendillent, deviennent rugueux, cassants. Souvent à l'extrémité d'un doigt tronqué on distingue seulement un ongle rudimentaire qui forme une petite corne, comme une virgule (Prouff) ; dans l'observation du

Dr Dayot que nous rapportons plus loin, un ongle était trifide et ressemblait à un petit trident.

L'épiderme se soulève parfois en formant de petites phlyctènes. La peau de la face dorsale des doigts est tendue et ne glisse pas sur les parties sous-jacentes. En hiver les malades ont facilement des engelures et tous les phénomènes trophiques ont de la tendance à s'aggraver sous l'influence du froid. La main, dans l'état ordinaire, est violacée, livide; sa température locale est diminuée : dans le cas de M. Hanot, l'abaissement était de 0°,6 ; il atteignait 2° chez le malade de M. Broca.

On trouve quelquefois signalée une sudation exagérée. Cette hyperhidrose atteignait le bras et le thorax du côté malade dans le cas de M. Hanot, la partie supérieure du corps du côté malade dans une observation de M. Morvan (obs. XIII).

Des plaques de sphacèle, des eschares peuvent apparaître sur divers points des membres atteints : au coude (Hanot, obs. V de Morvan), au bord externe de la main (obs. I de Morvan).

Le squelette présente aussi un certain nombre de troubles trophiques. Le D^r d'Oger de Spéville note chez le malade de M. Hanot un épaississement de l'extrémité inférieure des os de l'avant-bras. M. Morvan a vu chez une de ses malades (obs. VIII) survenir une fracture double de l'avant-bras, à l'occasion d'un léger effort. Dans le cas de M. Chipault, il se fit aussi une fracture, pour ainsi dire spontanée, de la première phalange du médius.

Les arthropathies ne sont pas rares. Ce sont surtout des arthropathies de l'épaule (Morvan, Prouff, Dayot) pouvant entraîner des déplacements de la tête humérale : luxation complète (obs. VI de Morvan, Dayot) ou incomplète (obs. V et XV de Morvan).

On a observé des arthropathies suppurées de l'épaule, du coude, du poignet (Czerny). Dans un cas d'arthropathie de l'épaule, il existait un ostéophyte de l'apophyse coracoïde (obs. VI de Morvan).

La colonne vertébrale est souvent atteinte. La scoliose, indiquée pour la première fois par M. Broca, a été constatée par M. Morvan chez la moitié de ses malades. C'est parfois une scolio-cyphose (Czerny, Guinon et Dutil). Sauf deux cas (Broca, Prouff) dans lesquels elle a précédé les manifestations de la paréso-analgésie, cette scoliose est postérieure aux premiers accidents de la maladie. On ne peut donc la regarder, dans la majorité des faits, comme la cause des altérations spinales auxquelles on rapporte l'affection. On s'accorde à peu près aujourd'hui pour en faire soit une déviation résultant d'atrophies partielles des muscles vertébraux, soit plutôt un trouble trophique du rachis, et on l'a comparée à la scoliose qui s'observe dans quelques maladies nerveuses : la syringomyélie, la maladie de Friedreich, l'acromégalie.

Marche. — La marche de la maladie de Morvan est, comme nous l'avons dit, très lente. Elle procède par étapes successives, séparées parfois pas de longs intervalles.

Les accidents débutent à peu près indifféremment par l'une ou l'autre main ; puis ils gagnent celle du côté opposé au bout d'un temps variable. Parfois c'est presque simultanément que les deux mains sont prises (obs. XI de Morvan); mais ordinairement il s'écoule un intervalle très appréciable : Un an (Colleville), dix-huit mois (obs. XVI de Morvan), deux ans (obs. V de Morvan), quatre ans (obs. IX de Morvan), cinq ans (obs. IV de Morvan) ; cet espace de temps peut être beaucoup plus long encore : neuf ou dix ans (obs. VII de Morvan), quinze ans (obs. XVIII de Morvan) et même jusqu'à vingt-huit ans (Prouff).

L'extension aux membres inférieurs, lorsqu'elle a lieu, n'est pas moins variable. Dans un cas de M. Morvan (obs. XVI) c'est seulement un an après le début des accidents dans l'un des membres supérieurs que le membre inférieur correspondant fut atteint, et cela six mois avant l'apparition des premiers troubles dans le membre supérieur du côté opposé. Mais en général c'est après l'envahissement des deux extrémités supérieures que se fait l'extension aux membres inférieurs. Chez un malade de M. Morvan (obs. VII), dix ans après le début, apparut le premier accident au membre inférieur : Ce fut un ulcère de jambe qui précéda d'un ou deux ans l'apparition des douleurs, de la parésie et de l'anesthésie. Cet envahissement des extrémités inférieures peut être beaucoup plus tardif : M. Morvan l'a vu n'avoir lieu qu'au bout de vingt-cinq ans de maladie (obs. XVIII).

D'ordinaire l'évolution du mal se poursuit localement sans donner lieu à des altérations de l'état géneral. On a vu cependant des accès fébriles de trois ou quatre jours, revenant à des intervalles de trois à quatre mois pendant les cinq ou six ans qui suivirent la parésie initiale du membre supérieur (obs. I de Morvan). M. Morvan signale aussi des symptômes fébribles persistant une huitaine de jours et précédant l'extension aux membres inférieurs (obs. V).

Ajoutons que les suppurations et les accidents infectieux qui en sont parfois la conséquence, peuvent aussi donner lieu à des troubles de l'état général.

Malgré sa lenteur, l'évolution de la maladie de Morvan est presque toujours progressive. Dans quelques cas cependant M. Morvan a vu se produire une certaine amélioration de divers symptômes : diminution de l'analgésie (obs. IX et X), diminution de l'analgésie et de la parésie (obs. XIX), disparition même complète de la parésie et de l'analgésie, malgré la persistance et l'aggravation des troubles trophiques (obs. XIV).

Cas frustes. — Dès 1886, M. Morvan insistait sur l'existence de ces cas frustes ; il est revenu sur ce point dans son dernier mémoire (1889). Déjà M. Guelliot et M. Broca avaient vu manquer dans leurs observations la parésie. M. Morvan constata à son tour, chez un de ses malades, une analgésie incomplète sans parésie à l'un des membres supérieurs, tandis que l'autre était frappé d'une analgésie complète avec parésie (obs. XI). Dans deux autres cas (obs. XII et XIII de Morvan) la parésie faisait également défaut et l'analgésie était incomplète ; dans l'un d'eux la maladie remontait cependant à une date déjà ancienne, à huit ans (obs. XII). Mais toujours dans ces divers cas existaient des troubles trophiques variés : scoliose, panaris et surtout gerçures cutanées.

Enfin dans la dernière observation publiée par M. Morvan, il n'existait ni phénomènes moteurs, ni phénomènes sensitifs, et tout se réduisait aux troubles trophiques ; ceux-ci il est vrai étaient bien marqués : gerçure profonde, deux panaris dont l'un avec nécrose et scoliose très prononcée, au point d'entraîner la claudication.

CHAPITRE III

Diagnostic.

Le diagnostic, comme l'a indiqué M. Morvan, ne présente pas ordinairement de difficultés ; la réunion des trois signes fondamentaux : parésie, analgésie, panaris, est suffisamment caractéristique pour empêcher toute confusion. Mais il y a, ainsi que nous l'avons vu, des formes frustes de la maladie et diverses affections peuvent offrir des phénomènes qui lui ressemblent de près ou de loin.

Nous n'insisterons pas sur les *névralgies anciennes* qui peuvent donner lieu, à la longue, à de l'atrophie musculaire et à de la paralysie, mais qui n'aboutissent pas à l'analgésie et ne produisent pas de panaris.

Ce sont surtout les affections dans lesquelles on peut observer, d'une façon prédominante aux extrémités supérieures et symétriquement, divers troubles trophiques et vaso-moteurs qui pourraient prêter à quelque confusion.

L'affection décrite par M. Quinquaud sous le nom de *panaris nerveux* (1) est aussi un panaris multiple à répétition. Mais dans le fait qu'il a observé, les poussées

---

(1) QUINQUAUD. Le panaris nerveux, *France médicale*, 6 septembre 1881, p. 325.

successives se sont faites plusieurs fois sur les mêmes doigts et sans suppurer, tandis que le panaris de la paréso-analgésie ne frappe qu'une fois le même doigt, suppure et entraîne le plus souvent la nécrose des phalanges. Toutefois, comme à cette époque la maladie de Morvan était inconnue et que, d'autre part, l'examen de la sensibilité n'a pas été fait en grands détails, il n'est pas impossible que ce fait appartienne aux formes frustes de cette maladie.

Dans l'*érythromélalgie* de Weir Mitchell, on voit survenir chez des sujets nerveux, après un refroidissement ou à la suite de fatigues, des accès douloureux dans une des mains ou dans les deux ; puis apparaissent des phénomènes congestifs : battements artériels, gonflement des veines, élévation thermique. Il n'y a point d'analgésie, mais parfois au contraire de l'hyperesthésie ; il n'y a pas non plus de refroidissement local comme dans la maladie de Morvan, mais bien une élévation de la température. Enfin il n'y a pas de parésie ni de panaris.

La *maladie de Raynaud* donne lieu à de la parésie des doigts, à de l'anesthésie et à de l'analgésie ; enfin à des gangrènes limitées qui peuvent aboutir à la nécrose des phalanges. Mais les accidents ne sont point permanents comme dans la maladie de Morvan : ils surviennent par crises. La nécrose osseuse, lorsqu'elle s'observe, n'est que la propagation d'une gangrène cutanée, sans qu'il s'agisse là d'un véritable panaris profond, primitif.

Une affection qui présente plusieurs points de contact avec l'asphyxie locale des extrémités, la *sclérodactylie* ou sclérodermie des doigts, donne lieu à plusieurs troubles qui ressemblent à ceux de la maladie de Morvan ; elle produit en effet des mutilations, des déformations des doigts, des troubles trophiques de la peau et des ongles, des cicatrices consécutives à de petites ulcérations. Mais il n'y a point dans la sclérodactylie de panaris à tendance destructive ; l'élimination de fragments osseux est tout à fait exceptionnelle (Ohier) (1), le panaris est presque toujours avorté. Il n'y a point non plus d'anesthésie ni d'analgésie. Les doigts s'effilent et deviennent coniques ; les os s'amincissent, la peau se colle au squelette ; elle est lisse, tendue, adhérente, et ne peut glisser sur les parties sous-jacentes. Enfin les malades présentent le masque sclérodermique : nez effilé, yeux excavés, front uni et sans rides, lèvres tendues et amincies, n'arrivant pas au contact et laissant toujours voir les dents à travers une petite fente rectiligne ; c'est là un faciès caractéristique, avec immobilité des traits, peau mince, lisse, tendue et adhérente.

La *lèpre anesthésique*, frappant les membres supérieurs, produit, outre l'anesthésie, de la paralysie avec atrophie musculaire. Mais ordinairement l'atrophie est bien prononcée et s'accompagne de la griffe interosseuse. Les troubles trophiques consistent en des ulcères indolents, à tendance envahissante, pouvant aboutir à la chute des doigts ; ce sont des gangrènes et non des panaris. Enfin on peut constater sur le corps les macules lépreuses et l'interrogatoire du malade permet d'établir l'origine exotique de l'affection.

(1) L. OHIER. Le masque sclérodermique. Thèse de Paris, 1883.

Le diagnostic avec la *syringomyélie* est une chose beaucoup plus délicate. C'est qu'en effet les rapports qui existent entre la syringomyélie et la maladie de Morvan sont encore très discutés. Tandis que certains auteurs, Roth, par exemple, font de la paréso-analgésie une simple variété clinique de la syringomyélie, d'autres, avec M. Morvan, soutiennent qu'il s'agit là de deux affections distinctes. Nous verrons au chapitre suivant ce qu'il faut penser de ces opinions. Mais nous devons indiquer à cette place les raisons cliniques que l'on a fait valoir pour légitimer la distinction, et il nous faut aussi discuter les caractères au moyen desquels on a cherché à établir un diagnostic différentiel.

De même que la maladie de Morvan, la syringomyélie est une affection qui présente d'ordinaire dans son évolution une lenteur vraiment remarquable. Elle frappe de préférence, comme la paréso-analgésie, les membres supérieurs et cela d'une façon symétrique. C'est dans la moelle cervicale que ses lésions prédominent ordinairement et c'est aussi dans cette région que M. Morvan place le siège des altérations dont il admet l'existence dans la maladie qui porte son nom. Enfin les symptômes des deux affections présentent bien des ressemblances : dans toutes deux on peut observer des troubles trophiques tels que des gerçures de la peau, des arthropathies, des scolioses ; dans toutes deux on observe l'analgésie, l'affaiblissement de la motilité et l'atrophie musculaire.

Mais on a indiqué, dans les détails de ce tableau clinique, des signes différentiels. Le panaris est de règle

dans la maladie de Morvan dont il consitue un des
signes fondamentaux, tandis que, dans la syringomyélie,
c'est un accident peu fréquent ; toutefois, sur dix cas,
Roth l'a trouvé trois fois. Les troubles moteurs sont
plus accentués dans la syringomyélie ; l'atrophie musculaire y atteint un plus haut degré ; elle revêt avec plus de
netteté le type Aran-Duchenne. Enfin l'argument principal, en faveur de la séparation des deux maladies, est
tiré de l'état de la sensibilité.

Dans la syringomyélie, il existe une dissociation remarquable de l'anesthésie, consistant dans la présence
d'une analgésie avec thermo-anesthésie et dans la conservation de la sensibilité au contact. Cette dissociation,
toutefois, n'est pas absolument spécifique et n'appartient
pas d'une façon rigoureusement exclusive à la syringomyélie, car on l'observe aussi, rarement il est vrai, dans
l'hystérie, ainsi que l'a montré M. le professeur Charcot.
De plus on a quelquefois trouvé un certain affaiblissement de la sensibilité tactile, en des points limités, dans
la syringomyélie (Roth) (1). On peut d'ailleurs concevoir
qu'elle fasse défaut dans la syringomyélie, et cela pour
deux ordres de raisons. Il pourrait se faire que la lésion
médullaire eût dépassé ses limites habituelles et détruit
une très grande étendue de la moelle. Il pourrait arriver d'autre part que, dans le cours d'une syringomyélie,
des névrites périphériques se fussent développées, de

---

(1) M. Joffroy s'est élevé contre l'opinion exclusive qui regarde la
dissociation de l'anesthésie comme constante dans la syringomyélie
et comme lui appartenant en propre. *Bull. et Mém. de la Soc. méd.
des hôpitaux*, 1889, p. 145.

manière à entraîner la disparition de la sensibilité au contact que la lésion médullaire avait primitivement respectée. On sait combien ces altérations des nerfs sont fréquentes dans le cours des affections spinales : dans le tabes on les a maintes fois décrites et tout récemment MM. Joffroy et Achard en signalaient encore l'existence dans la sclérose latérale amyotrophique (1); il n'est donc pas invraisemblable de leur attribuer une place dans le tableau clinique, soit dans la paréso-analgésie, soit dans la syringomyélie, d'autant plus qu'on les a constatées dans les quelques examens anatomiques de la maladie de Morvan dont nous parlerons bientôt.

Enfin si l'on recherche avec soin l'état de la sensibilité dans la maladie de Morvan, on remarque que les différences invoquées à l'appui de l'opinion séparatiste sont en somme bien légères. Répondant au reproche formulé par M. Roth, M. Morvan qui, dans ses premières observations, n'avait pas exploré la sensibilité de ses malades en vue de rechercher particulièrement si la dissociation propre à la syringomyélie existait chez eux, a repris récemment cette étude avec un soin minutieux (2). Il a pu constater ainsi l'existence d'un certain degré d'anesthésie au contact, et c'est le grand argument sur lequel il se fonde pour revendiquer l'autonomie de la maladie

(1) A. Joffroy et Ch. Achard. Note sur un cas de sclérose latérale amyotrophique. Lésions centrales limitées à la moelle et au bulbe ; névrite périphérique avec atrophie musculaire aux membres inférieurs. *Archives de médecine expérimentale et d'anatomie pathologique*, 1er mai 1890, p. 434.

(2) *Gazette hebdomadaire de médecine et de chirurgie*, 1889, p. 560 et 575.

qui porte son nom. Mais si l'on étudie les observations,
on remarque que parfois l'anesthésie à la température
est notablement plus prononcée que l'anesthésie tactile
(observations VIII et X de Morvan). Ainsi (obs. X de Morvan) dans un cas on note que la sensibilité au contact est
seulement diminuée et que, dans les parties où elle est le
plus affaiblie, à la paume de la main, le frôlement d'un tuyau
de plume promené légèrement est perçu, alors qu'une
température de 70°, avec le thermesthésiomètre de Roth
n'est nullement sentie. M. le Dr Dayot, dans l'observation que nous rapportons plus loin, signale l'intégrité
parfaite de la sensibilité tactile, en même temps que l'a-
nalgésie et la thermo-anesthésie : c'est donc bien la dissociation de la syringomyélie. Enfin, chez le premier
malade de M. Morvan, cet auteur avait noté au début
l'analgésie et la thermo-anesthésie avec conservation de la
sensibilité au tact, puis il a constaté quelques années plus
tard que cette sensibilité tactile avait disparu. De même,
dans son observation XIX, il avait primitivement observé
l'analgésie avec diminution de la sensibilité thermique
et persistance de la sensibilité tactile, et plus tard il a pu
constater la diminution et la disparition partielle de la
sensibilité au contact. Nous voyons donc que, dans certains cas, cette dissociation de la sensibilité qu'on a
donnée comme caractéristique de la syringomyélie existe
dans la maladie de Morvan, au début tout au moins. Si
donc il existe des faits permettant d'établir un type
clinique distinct, constitué par la maladie de Morvan, il
en est d'autres qui se rapprochent singulièrement des
manifestations cliniques, d'ailleurs variables, de la syrin-

gomyélie et qui rendent bien difficile une séparation tranchée entre les deux maladies. Il nous paraît donc résulter de cette critique des observations que les arguments cliniques, opposés à la doctrine unitaire qui fait rentrer la paréso-analgésie dans le cadre de la syringomyélie, sont en somme assez peu solides. L'étude anatomique que nous allons faire dans le chapitre suivant va nous confirmer encore dans cette manière de voir.

CHAPITRE IV

Anatomie pathologique.

Les premières données que nous possédions sur l'anatomie pathologique de la maladie de Morvan ont été
publiées par MM. Monod et Reboul, d'après un examen
histologique fait par M. Gombault sur des doigts amputés.
Cet examen démontra l'existence d'altérations très profondes dans les nerfs collatéraux dont les tubes ne présentaient plus trace de myéline. Il y avait donc une
dégénération complète de ces nerfs. En outre, la gaine
lamelleuse des faisceaux nerveux était très épaissie, ainsi
que les travées intra-fasciculaires ; il en était de même du
tissu conjonctif interfasciculaire ; les vaisseaux étaient
abondants et richement nucléés. Ce sont là, en somme,
des lésions intenses de névrite à la fois parenchymateuse
et interstitielle. Il est à noter que, dans cette observation,
la sensibilité au tact était abolie, de même d'ailleurs que
les autres modes de la sensibilité, ainsi que cela ressort
d'une note publiée plus tard par M. Morvan (1) et com-
muniquée par M. Blocq qui avait examiné précédemment
le malade dans le service de M. Straus. L'état des nerfs
rend bien compte à lui seul de cette anesthésie.

(1) *Gazette hebdomadaire de médecine et de chirurgie*, 6 sept.
1889, p. 576.

Se fondant sur cet examen, MM. Monod et Reboul croient pouvoir admettre que la maladie de Morvan est produite par des névrites périphériques. Assurément la névrite périphérique est capable de donner lieu par elle-même à bien des troubles trophiques, moteurs et sensitifs et l'opinion qui rattache la maladie de Morvan à la poly-névrite ne présente rien d'inadmissible à *priori*. La symétrie des lésions n'est pas non plus inconciliable avec cette hypothèse : cette symétrie existe, en effet, dans bien des cas de polynévrites (alcoolisme, etc.). Mais il est clair que l'opinion adverse qui rattache la paréso-analgésie à une lésion centrale, spinale, est pour le moins tout aussi vraisemblable et que la constatation d'altérations avancées dans les nerfs périphériques n'exclut nullement l'idée d'une lésion médullaire. Le seul argument que MM. Monod et Reboul opposent à l'hypothèse de la myélite centrale nous semble d'ailleurs bien fragile. Il faudrait, disent-ils, admettre la possibilité d'une extension de ces lésions centrales de l'axe gris au bulbe, à la protubérance et au cerveau, car dans un cas (observation de M. Hanot) on a constaté divers troubles dans le domaine des nerfs crâniens, et cette extension se concilie difficilement avec l'intégrité presque absolue des fonctions organiques et motrices. Mais dans la syringomyélie on a vu parfois la lésion remonter, sous la forme d'une cavité peu étendue, dans le bulbe et même jusqu'au quatrième ventricule. D'autre part, le malade auquel font allusion MM. Monod et Reboul était hystérique, ainsi qu'on l'a reconnu plus tard, et certains phénomènes céphaliques, imputés primitivement à la maladie de Morvan, entre autres l'hémianesthésie sensitivo-sensorielle, doivent être attribués à la névrose. Nous ajouterons enfin que la scoliose, fréquemment observée dans la maladie de Friedreich et dans la syringomyélie, est de nature à faire songer plutôt à une lésion médullaire qu'à des altérations exclusivement périphériques.

La première autopsie complète de maladie de Morvan a été faite par MM. Gombault et Reboul. Elle concerne la malade qui fait le sujet de l'observation publiée par M. le Dr Prouff. On retrouve encore dans ce cas les altérations précédemment décrites dans les nerfs périphériques, et ces lésions sont d'autant plus accentuées qu'on s'éloigne du centre pour se rapprocher de l'extrémité des membres supérieurs. Le nerf médian, par exemple, examiné au poignet, est augmenté de volume, ce qui tient à une névrite interstitielle avec augmentation du tissu conjonctif interfasciculaire ; on y retrouve l'épaississement des travées intra-fasciculaires et des gaines lamelleuses ; les parois des petites artères sont épaissies et présentent la dégénérescence hyaline ; leur calibre est rétréci et parfois même oblitéré. Quant aux tubes à myéline, un grand nombre sont à ce niveau en voie de dégénération. Plus bas, sur les nerfs collatéraux des doigts, il n'y a plus de tubes sains. Plus haut, à la racine du membre, il n'y a guère d'altérations dans les troncs nerveux. Ce sont donc là encore des lésions de névrite périphériques, et elles sont, en grande partie, sans rapport de continuité avec des altérations centrales.

Mais le principal intérêt de cet examen anatomique réside dans l'état des centres nerveux. Malheureusement en raison de la scoliose qui était très prononcée, l'extraction de la moelle avait été des plus difficiles et cet organe avait subi de ce fait des altérations mécaniques, des contusions accidentelles. Néanmoins, malgré ces conditions défavorables, cet examen a pu fournir des résultats intéressants.

Outre un épaississement général de la pie-mère spinale, accompagné d'un épaississement des parois vasculaires et d'un certain degré de sclérose dans toute l'étendue des cordons postérieurs, on a pu constater dans la région supérieure de la moelle une dégénérescence des cordons de Goll et, au niveau du renflement cervical, des lésions complexes. En ce point, il existait une sclérose très prononcée des cordons de Goll, une sclérose moins accentuée des zones radiculaires postérieures, celle-ci marquée surtout au voisinage des vaisseaux dont les parois étaient très épaissies et dont la lumière était parfois même oblitérée. Les cornes postérieures étaient également sclérosées. Le canal central, très volumineux, était rempli de petites cellules. La sclérose atteignait aussi la substance grise centrale qui, sur certaines coupes, se réduisait en détritus ou même laissait voir une cavité se prolongeant en arrière dans la direction des cornes postérieures. Les bords de cette perte de substance n'étaient point formés d'une membrane limitante ; ils se montraient au contraire formés par un contour déchiqueté, irrégulier et constitué par la substance nerveuse déchirée. Enfin quelques cellules des cornes antérieures étaient atrophiées et certains tubes des racines antérieures étaient dégénérés.

Il s'agit donc là d'une myélite, surtout marquée à la région cervicale, et consistant en une sclérose des cordons postérieurs avec sclérose des cornes postérieures et de la substance grise centrale. MM. Gombault et Reboul ne pensent pas que les pertes de substance observées sur leurs coupes puissent se rapporter à des cavités de syringomyélie ; mais on ne peut s'empêcher de remarquer que la forme des lacunes offre une grande ressemblance avec celle qu'affectent souvent ces cavités, et d'autre part on peut encore se demander si la paroi de cavités syringomyéliques ne pourrait, sur une moelle contusionnée, se détacher et tomber en entraînant avec elle le tissu nerveux ambitan, ayant subi lui-même une attrition accidentelle.

Si, à la suite de ces recherches, des doutes sérieux ont pu légitimement subsister au sujet de la possibilité d'une lésion syringomyélique dans la maladie de Morvan, ils seront levés d'une façon définitive par le fait suivant, qui présente dans l'espèce une importance capitale. Le 31 janvier 1890, l'autopsie d'une femme atteinte de la maladie de Morvan a été pratiquée à la Salpêtrière, dans le service de M. Joffroy. Les résultats, encore inédits, en seront publiés par MM. Joffroy et Achard qui ont bien voulu nous les communiquer. Dans ce cas, l'examen de la moelle a pu avoir lieu dans de bonnes conditions, car il n'existait pas de scoliose et l'extraction de la moelle a pu se faire cette fois sans difficultés. Or cet examen a montré l'existence d'une syringomyélie parfaitement nette : il existait une cavité remontant jusque dans la partie inférieure du bulbe et descendant jusqu'au milieu de la région dorsale. Cette cavité détruisait une grande partie de la substance grise, et les cordons postérieurs étaient eux-mêmes détruits dans une grande étendue. Ainsi se trouve établi d'une façon péremptoire ce fait intéressant et jusqu'alors en litige, que la syringomyélie peut revêtir l'apparence clinique de la maladie de Morvan.

L'existence d'une lésion médullaire, quelle que soit d'ailleurs sa nature, rend bien compte des symptômes. On peut admettre que cette lésion débute habituellement par la substance grise centrale, donnant lieu ainsi aux troubles trophiques qui ne font jamais défaut ; de là elle peut se développer en avant de façon à produire des phénomènes moteurs, et surtout en arrière, ce qui entraîne des altérations de la sensibilité plus ou moins semblables à celles dont on a voulu faire la caractéristique de la syringomyélie.

Il n'est pas douteux que les altérations des nerfs périphériques interviennent aussi pour une part dans la genèse des accidents. Rien ne le montre mieux que la curieuse observation de M. Tuffier, rapportée à la fin de la thèse du Dr d'Oger de Spéville. Dans ce cas, à la suite d'une section traumatique du nerf médian, la main correspondante présentait une série de troubles tout à fait comparables à ceux de la maladie de Morvan ; il s'était développé dans la plaie un névrome latéral dont la section fut suivie d'une amélioration notable des accidents.

Aussi ne nous répugne-t-il nullement d'admettre que des lésions variées, soit de la moelle, soit des nerfs périphériques, puissent produire les divers troubles qui caractérisent le syndrome clinique de Morvan. Ici encore, comme dans toute la pathologie nerveuse, c'est le siège des lésions, et non leur nature, qui commande les manifestations symptomatiques de la maladie.

Mais nous croyons, en raison de l'extension symétrique et successive du mal, en raison de l'état de la sensibilité, de la scoliose, qu'il s'agit dans la majorité des cas d'une lésion médullaire, et que les névrites périphériques, constatées dans toutes les autopsies, sont des accidents secondaires, surajoutés, qui se développent d'ailleurs avec d'autant plus de facilité que la lésion spinale entraîne une nutrition défectueuse de tous les tissus dans les parties malades.

CHAPITRE V

Étiologie.

Les notions étiologiques que nous possédons sur la maladie de Morvan se réduisent à bien peu de chose. On sait que c'est une affection rare ; il est vrai que sa fréquence ne peut être évaluée d'une façon précise car il s'agit d'une maladie encore nouvelle et qui, même aujourd'hui, peut être méconnue dans bien des cas.

L'âge auquel elle débute est variable. Dans le cas du Dr Prouff, c'est à douze ans qu'elle donna lieu à ses premiers symptômes : scoliose et panaris. M. Morvan l'a vue débuter à soixante ans. Mais en général c'est dans la jeunesse, l'adolescence, qu'elle apparaît.

Le sexe masculin est plus fréquemment atteint, contrairement à ce qui a lieu pour quelques autres affections nerveuses s'accompagnant de troubles trophiques : le myxœdème, la gangrène symétrique des extrémités.

La Bretagne est jusqu'ici la terre classique de la paréso-analgésie. M. Morvan n'y a pas recueilli moins de vingt observations ; c'est également de ce pays que viennent la malade du Dr Prouff et celle du Dr Dayot dont nous rapportons plus loin l'histoire. Cette circonstance a suggéré une hypothèse d'après laquelle beaucoup de ces malades, exerçant la profession de pêcheurs, ou vivant aux bords de la mer, auraient pris leur mal d'une sorte de contage dû aux poissons (Monod et Reboul).

Dans certains cas on a fait intervenir des traumatismes périphériques, des gelûres des extrémités primitivement atteintes, en sorte que la lésion se serait propagée par le mécanisme d'une névrite ascendante. Dans un fait rapporté par MM. G. Guinon et Dutil, il existait à l'origine de la maladie un choc violent sur la nuque.

M. Colleville note chez son malade, qui était teinturier, le contact incessant de liquides irritants sur les mains et l'exposition aux vapeurs toxiques ; on ne peut s'empêcher de faire à ce propos un rapprochement avec les troubles divers, moteurs, sensitifs et trophiques, que produisent les polynévrites toxiques.

On a invoqué aussi l'influence de maladies infectieuses plus ou moins anciennes. Dans le fait de M. Hanot, c'est à la suite d'une affection aiguë, grave, qualifiée de fièvre typhoïde, que la maladie a débuté. Le malade de MM. Monod et Reboul avait eu la variole dans son enfance ; celui de M. Guelliot avait eu dans son jeune âge la varioloïde et la rougeole, puis il avait été atteint de fièvres probablement paludéennes et d'une pleurésie.

Plusieurs fois on a noté chez les malades un faible développement intellectuel. L'observation XIX de M. Morvan relate des antécédents nerveux de famille : rhumatisme noueux chez la mère, paraplégie chez un frère.

En somme on peut voir qu'il n'y a rien encore de précis dans cette étiologie : elle reste jusqu'à présent aussi vague que celle de la syringomyélie.

CHAPITRE VI

Pronostic et traitement.

La marche de la maladie de Morvan est, ainsi que nous l'avons vu, le plus souvent très lente, mais progressive. Aussi le pronostic, sans offrir une gravité immédiate, est-il toutefois sérieux. La déformation des mains, la perte des phalanges, les ulcérations et les gerçures qui se produisent sans cesse, entraînent une infirmité irrémédiable et qui frappe d'ordinaire les deux mains, rendant ainsi impossible tout travail manuel et empêchant les malades de gagner leur vie. D'autre part, les arthropathies, accompagnées parfois de luxation de l'épaule, sont des complications qui viennent ajouter encore à l'impotence. Enfin les suppurations qui résultent des panaris, les synovites consécutives soit à ces panaris, soit aux gerçures profondes de la peau, peuvent servir de porte d'entrée à l'infection, et c'est ainsi que la malade du Dr Prouff est morte de pyohémie.

Dans les cas heureux où la marche de la maladie semble enrayée, on ne peut jamais affirmer que cet état stationnaire ne sera pas suivi, même après une longue période, d'une progression nouvelle. Parfois encore, les troubles moteurs et sensitifs s'atténuent, mais ce sont les troubles trophiques qui s'aggravent (obs. XIV de Morvan).

Les ressources dont la thérapeutique dispose à l'égard de la maladie de Morvan sont bien limitées et bien incertaines. A la lésion centrale qui semble exister dans la majorité des cas, il est rationnel d'opposer l'application des révulsifs sur la colonne vertébrale (pointes de feu, cautères), et aussi l'administration des iodures et des bromures, de l'ergot de seigle. Les altérations des nerfs périphériques qui jouent certainement un rôle dans le tableau clinique sont peut-être plus accessibles au traitement. La révulsion est également indiquée à la périphérie ; on pourra aussi essayer les bains chauds, les fumigations chaudes, l'électrisation.

Il faudra s'attacher d'une façon particulière à éviter tout ce qui pourra favoriser l'apparition de troubles trophiques sur des parties dont la nutrition est si défectueuse. On devra veiller à écarter toutes les causes de traumatisme auxquelles les malades sont d'autant plus exposés que l'analgésie les met bien souvent hors d'état de s'en garder. Il faut éviter surtout l'action du froid ; un grand nombre de malades voient leur affection s'aggraver en hiver ; beaucoup ont fréquemment des engelures. Chez un malade de Morvan, la diminution de la parésie et de l'analgésie a pu être rapportée à l'usage de gants de laine pendant la saison froide.

Enfin il va sans dire que le pansement antiseptique des plaies de toutes sortes auxquelles donnent lieu les troubles trophiques, devra être fait avec le plus grand soin toutes les fois que cela sera possible, afin d'éviter la persistance prolongée de ces plaies, l'extension de la suppuration et les accidents infectieux qui peuvent en résulter.

OBSERVATIONS INÉDITES

OBSERVATION I. (Recueillie par M. le Dr H. DAYOT, à l'Hôtel-
Dieu de Rennes.)

Femme âgée de 51 ans, mère de trois enfants dont le dernier
a 14 ans. Grossesses et accouchements normaux ; enfants bien
portants. Bonne santé habituelle, pas de maladies antérieures
graves, pas de fausses couches.

Antécédents héréditaires. — Père mort « par enflure » à
76 ans ; mère morte à 72 ans de la même manière.

A eu neuf frères ou sœurs, dont six vivent encore et jouissent
d'une bonne santé. Les autres sont morts en bas âge de maladies inconnues à notre malade.

État actuel. — C'est une femme grande, de vigueur moyenne,
très colorée, d'une intelligence très bornée, le faciès immobile,
absolument inerte ; elle a l'air d'une brute.

Elle est entrée à l'Hôtel-Dieu de Rennes, salle Notre-Dame,
n° 17, pour une affection de l'épaule gauche dont le début
remonte à environ 2 ans et qui l'empêche absolument de se
servir de son bras.

L'épaule gauche est, en effet, très volumineuse et atteinte
d'une hydarthrose qu'on reconnaît à la fluctuation, rendue très
évidente, si l'on prend soin de refouler le liquide vers la racine
du membre et de l'y maintenir collecté.

La quantité de liquide quoique assez considérable, ne remplit
pas la capsule qui est très spacieuse ; cette absence de disten-
sion permet d'arriver sur les surfaces articulaires et rend leur
exploration facile.

Si on appuie le pouce au-dessous de la voûte acromio-coracoïdienne, on tombe dans une dépression profonde ; c'est la cavité glénoïde vide.

Au-dessous de l'apophyse coracoïde nous trouvons la tête humérale déformée et irrégulière, mais non diminuée de volume ; la main qui l'explore perçoit les mouvements qui lui sont imprimés par la rotation du bras, soit en dehors, soit en dedans.

Ces mouvements provoqués déplacent la tête humérale qui prend successivement la position des luxations intra-coracoï·dienne et sous-claviculaire. On peut encore la rendre très saillante dans le creux sous-claviculaire, tous ces déplacements s'opérant avec une facilité extrême. On peut aussi aisément remettre la tête humérale en place, la porter en bas, en arrière et obtenir des luxations sous-glénoïdienne, sous-acromiale et sous-épineuse.

Tous ces mouvements provoqués déterminent dans l'article des craquements ou plutôt des froissements très marqués.

Le membre pendant le long du tronc, n'est le siège d'aucun mouvement volontaire ; il oscille dans tous les sens, d'avant en arrière, d'arrière en avant, de dehors en dedans, à la manière d'un pendule ; c'est un véritable bras de polichinelle.

L'indolence est complète et pendant le repos et pendant les mouvements provoqués, quelle que soit d'ailleurs l'étendue de ceux-ci.

Le deltoïde est atrophié et ne se contracte plus. Les muscles sus-épineux et sous-épineux sont aussi très notablement amaigris.

Tous ces désordres ont suivi une marche lente et progressive sans manifestation d'aucun phénomène douloureux.

Poursuivant l'examen de cette malade notre attention est bien vite attirée vers d'autres lésions très intéressantes.

La main gauche, très large, très épaissie est le siège d'un œdème dur qui donne au doigt un aspect particulier (doigt en forme de saucisson.) Elle se cyanose quand le membre reste pendant.

La paume est calleuse et couverte de nodosités dues à une

rétraction de l'aponévrose palmaire et à des altérations concomitantes du derme et de l'épiderme ; les deux derniers doigts fléchis, ne peuvent être étendus, les tentatives d'extension aboutissant à la production de deux cordes saillantes dans la paume de la main.

Tous les doigts ont été déformés d'une façon plus ou moins accusée à leur extrémité libre par des panaris.

Le médius est raccourci par la perte de la 3e phalange.

L'annulaire qui a perdu une partie de sa dernière phalange a conservé un moignon d'ongle informe.

Les trois autres doigts ont conservé intact leur squelette, mais leur extrémité libre est très renflée et déformée ; les ongles de ces doigts qui sont tous tombés à une certaine époque présentent des altérations très accusées.

Le médius a pour ongle 2 petits tubercules cornés séparés l'un de l'autre. Les 2 autres doigts sont [pourvus d'ongles fendillés, pigmentés, très irréguliers, ayant subi une atrophie très marquée dans toutes leurs dimensions excepté toutefois dans le sens de leur épaisseur qui est très considérablement augmentée.

Tous ces panaris sont survenus successivement, nous raconte la malade.

Le médius fut atteint le premier, il y a 8 ans ; les autres doigts furent pris successivement dans les 3 ou 4 années suivantes, chaque panaris débutant par « des bousines » (expression de la malade), des phlyctènes qui faisaient tomber les ongles et même des fragments d'os.

Ces panaris ont été, chez elle, très douloureux, et ont duré de 2 à 3 mois et même davantage.

L'éminence thénar et surtout l'éminence hypothénar sont atrophiées ; l'avant-bras est très grêle et son squelette très apparent. Les mouvements des doigts et du poignet gauche s'accomplissent, mais sans vigueur, la malade est incapable de serrer la main qu'on lui présente, et ne peut tenir d'une main sûre aucun objet.

Le membre droit présente aussi des lésions. Ce fut lui qui fut le premier atteint. Il y a 12 ans environ, notre malade eut un panaris du pouce qui entraîna la chute de l'ongle. Quelque temps après, nouvelle inflammation de ce doigt suivie de la déformation qui existe aujourd'hui ; c'est-à-dire une subluxation en dehors de la 2e phalange sur la première.

Antérieurement le médius avait été le siège d'un panaris phlycténoïde caractérisé par une « bousine » ayant amené la chute de l'ongle. Deux ans plus tard panaris osseux de l'index, nécrose consécutive de la phalange. Les autres doigts sont restés indemnes.

Tous ces panaris se sont comportés comme ceux de la main gauche.

On constate très nettement aujourd'hui le résultat de ces diverses inflammations qui ont produit comme à l'autre main des déformations véritables des doigts et des altérations des ongles.

L'ongle du pouce, très fendillé, présente 2 encoches profondes qui lui donnent un aspect trifide, c'est un petit trident.

Il existe une atrophie marquée des éminences thénar et hypothénar, des callosités de la paume de la main. L'atrophie des muscles sus et sous-épineux est considérable, et la force musculaire de ce membre droit est très atténuée, la malade pouvait à peine serrer la main.

Explorant la sensibilité, nous enregistrons les résultats suivants :

Pas d'anesthésie ; la sensation de contact du doigt explorateur est très nette, et il n'existe pas de retard dans la perception de la sensation.

L'analgésie est au contraire complète sur les deux avant-bras et le bras gauche. Il en est de même quoique d'une façon moins nette sur les deux mains.

L'avant-bras gauche présente enfin de la thermo-anesthésie; le froid et le chaud ne se différencient pas pour la malade et donnent lieu tous les deux à la même sensation.

Les membres inférieurs sont très variqueux et se fatiguent

très vite. Lorsque après être restée quelque temps assise, la malade veut reprendre la marche, elle hésite et trébuche comme si elle était ivre. Il existe un peu d'incertitude dans sa démarche lorsqu'on lui ferme les yeux. Elle ne peut enfin, sans osciller et sans s'écarter du chemin, suivre la ligne droite qu'on lui trace et qu'on l'engage à parcourir.

Les réflexes du genou sont conservés, il n'existe aucune douleur dans les membres inférieurs ; pas d'atrophie.

Les organes des sens sont indemnes.

OBSERVATION II. (Recueillie dans le service de M. LANCEREAUX et due à l'obligeance de M. MONNIER, externe du service.) — *Maladie de Morvan localisée à la moitié supérieure droite du tronc et du membre correspondant. — Prurit avec eczéma des grandes lèvres. — Érythème squameux de la face plus prononcé à droite.*

Femme Charpentier, 46 ans, entrée le 15 mai, salle Lorain.

Antécédents héréditaires. — Père mort à 56 ans, ictère. Mère morte à 33 ans du choléra. Elle a une sœur de 50 ans bien portante.

Antécédents personnels. — Croup à 5 ans, réglée à 17 ans après mariage. Un garçon mort à 3 semaines ; un garçon bien portant de 24 ans ; une fille un peu débile âgée de 15 ans. Couches toujours satisfaisantes. Elle travaille comme employée de commerce depuis l'âge de 15 ans, mène une vie active, et elle jouissait d'une bonne santé.

Il y a 10 ans, elle eut des ulcérations au col utérin, ulcérations pour lesquelles elle fut traitée pendant 2 ans : cautérisasations, tampons, injections médicamenteuses, médicaments internes. Ces ulcérations étaient survenues consécutivement à la naissance de ce garçon mort au bout de 3 semaines.

Six mois après l'apparition de cette affection utérine, survint brusquement un engourdissement du membre supérieur droit et de la moitié correspondante du tronc. En même temps que cette sensation permanente d'engourdissement, se manifestaient: une perte de la sensibilité tactile, une diminution de l'activité musculaire et une sensation constante de froid.

Ces accidents restèrent stationnaires et comme ils n'entravaient pas son travail, la malade n'y attacha pas d'autre importance.

Le 4 mars dernier, apparaissait une rougeur intense au pouce droit qui prit rapidement une teinte noirâtre. Le jour suivant, suppuration sous l'ongle ; celui-ci tombait au bout de 15 jours.

La suppuration persistant, M. le Dr Péan enleva la dernière phalange du pouce ; la plaie, à demi-cicatrisée, continue à suppurer. Ces accidents n'ont été accompagnés d'aucune douleur, il en est de même de l'opération subie par la malade.

Il s'est manifesté seulement au début quelques troubles généraux : fièvre intense, vomissements bilieux, insomnie, diminution de l'appétit. Puis au bout de 2 ou 3 jours la santé générale a repris son cours.

État actuel. — La plaie du pouce droit n'est pas fermée ; sur le bord externe de la cicatrice transversale, on voit un point arrondi, de la dimension d'une lentille, dépourvu d'épiderme et siège principal de la suppuration. Sur l'extrémité du moignon, entre les deux lèvres de la cicatrice, il existe un autre petit foyer de suppuration ; l'os épaissi a perdu sa forme et ses contours normaux.

L'aspect extérieur du membre supérieur droit n'a pas changé comme forme, volume et coloration. La symétrie est parfaite entre les deux bras.

Force musculaire. — Pression manuelle au dynamomètre :

    Main droite............... 30 kilogr.
    Main gauche 26   »

Température :

	Côté droit.	Côté gauche.
Paume de la main............	37°	36°,6
Avant-bras, partie antérieure .	34°	34°,1
Pli du coude.	36°	36°,8
Aisselle.....................	36°,6	37°

Sensibilité tactile. — Cette sensibilité est diminuée à droite. La malade ne peut ramasser un petit objet comme une épingle, une pièce de monnaie, parce qu'elle n'a plus la sensation du contact.

Sensibilité douloureuse. — Complètement abolie sur toute l'étendue du membre supérieur droit. Les piqûres d'épingle, les pincements donnent la sensation de contact sans provoquer aucune douleur.

La zone de perversion de la sensibilité s'étend sur la moitié droite du corps dans les limites suivantes : moitié droite de la face et du cuir chevelu ; moitié droite de la colonne vertébrale jusqu'à 10 centimètres environ au-dessous de l'angle inférieur de l'omoplate.

En arrière et en avant, la ligne de démarcation descend jusqu'à 3 centimètres environ de l'appendice xiphoïde ; de ce point, cette ligne de démarcation contourne la partie du thorax pour aller se terminer sur la colonne vertébrale, au point indiqué ci-dessus, c'est-à-dire à 10 centimètres environ au-dessous de l'angle inférieur de l'omoplate.

Sensibilité au chaud et au froid conservée. Sensation constante de froid à droite.

Motilité. — La motilité est conservée. A la suite de l'exercice, survient au membre droit la sensation d'engourdissement.

Troubles trophiques. — Aux deux mains, sur la face dorsale, la peau est ridée, sèche, sans épaississement appréciable. Sur la face palmaire la peau est très plissée, sèche et rugueuse.

Les doigts sont déformés, tant en ce qui concerne les téguments que les parties osseuses ; les dernières phalanges sont très épaissies, volumineuses, arrondies ; les ongles sont cannelés transversalement, bombés, durs, cassants, luisants.

La dernière phalange de l'index droit est très courte, l'ongle est petit et racorni.

Troubles divers. — Le réflexe cornéen est aboli des deux côtés, la malade raconte qu'il lui arrive parfois depuis un an d'éprouver une exophtalmie passagère débutant par un prurit des parties externes de l'œil. Cet accident se produit peut-être une fois par mois, dure une heure environ et n'est accompagné d'aucun trouble visuel.

Réflexe pharyngien aboli à droite, olfaction fortement émoussée du même côté.

Audition indemne.

Membres inférieurs. — Quelques légères traces de varices ; quelques petits oignons au bout du pied. Jamais de douleurs articulaires.

Les organes sont sains ; cependant les digestions sont assez difficiles.

Aspect général. — Constitution vigoureuse, embonpoint modéré.

M. Lancereaux ordonne un mélange d'iodure de potassium, 2 grammes et de bromure de potassium, 3 grammes tous les jours et une douche froide tous les matins. La malade sortait le 21, son état s'était légèrement amélioré.

CONCLUSIONS

I. — La maladie de Morvan est un syndrome clinique, caractérisé par la réunion de troubles moteurs, sensitifs et trophiques, qui frappent de préférence les extrémités supérieures, ordinairement d'une façon successive et symétrique, et dont les phénomènes fondamentaux sont : la parésie, l'analgésie, les panaris. A côté des cas complets, il existe des formes frustes dans lesquelles la maladie peut être réduite aux seuls troubles trophiques qui sont, par suite, les plus constants et les plus caractéristiques de cette affection.

II. — Il y a des cas de transition entre les faits cliniques que l'on rapporte à la maladie de Morvan et ceux qui constituent la syringomyélie : de telle sorte que le type clinique de Morvan se rapproche parfois du tableau symptomatique de la syringomyélie, jusqu'à se confondre avec lui.

III. — La doctrine unitaire qui fait de la maladie de Morvan une simple variété clinique d'une affection à symptomatologie variée, la syringomyélie, se fonde non seulement sur des arguments cliniques, mais encore sur des preuves anatomiques.

IV. — Il n'est d'ailleurs pas impossible que des lésions nerveuses, autres que la syringomyélie, donnent lieu au syndrome clinique défini par Morvan.

INDEX BIBLIOGRAPHIQUE

A. Broca. — Sur un cas de panaris analgésique (de Morvan). *Annales de dermatologie et de syphiligraphie*, 1885, p. 282.

— Note sur les scolioses trophiques. *Gazette hebdomadaire de médecine et de chirurgie*, 1888, p. 617.

J.-M. Charcot. — De la maladie de Morvan. Leçon recueillie par G. Guinon. *Progrès médical*, 1890, p. 201 et 225.

A. Chipault. — Panaris analgésique avec fracture spontanée, mal perforant de la main, troubles sensitifs d'allure spéciale. *Bulletin de la Société anatomique*, 1890, p. 32.

Colleville (de Reims). — Sur un nouveau cas de panaris analgésique. *Gazette hebdomadaire de médecine et de chirurgie*, 1887, p. 344.

Czerny. — Ueber neuropathische Gelenkaffectionen. *Archiv für klinische Chirurgie*, 1887, Bd XXXIV, s. 267.

Gombault et **Reboul**. — Un cas de maladie de Morvan (panaris analgésique) suivi d'autopsie. *Bulletins et Mémoires de la Société médicale des hôpitaux*, 1889, p. 213, et *Gazette hebdomadaire de médecine et de chirurgie*, 1889, p. 308 et 318.

Guelliot (de Reims). — Parésie anesthésique. *Gazette hebdomadaire de médecine et de chirurgie*, 1883, p. 662.

G. Guinon et **A. Dutil**. — Deux cas de maladie de Morvan. *Nouvelle iconographie de la Salpêtrière*, 1890, p. 1.

Hanot. — Parésie analgésique à panaris des extrémités supérieures, consécutive à la fièvre typhoïde. *Archives générales de médecine*, mai 1887, t. I, p. 603.

Heckel. — *Berliner klinische Wochenschrift*, 1889.

Ch. Monod et **J. Reboul**. — Contribution à l'étude du panaris analgésique (maladie de Morvan). *Archives générales de médecine*, juillet 1888, t. II, p. 28.

Morvan (de Lannilis). — De la parésie analgésique à panaris des extrémités supérieures ou paréso-analgésie des extrémités supérieures. *Gazette hebdomadaire de médecine et de chirurgie*, 1883, p. 580, 590, 624 et 721.

— Nouveaux cas de paréso-analgésie des extrémités supérieures. *Gazette hebdomadaire de médecine et de chirurgie*, 1886, p. 521, 537 et 555.

— Des athropathies dans la paréso-analgésie. *Gazette hebdomadaire de médecine et de chirurgie*, 1887, p. 549.

— De la scoliose dans la paréso-analgésie. *Gazette hebdomadaire de médecine et de chirurgie,* 1887, p. 664.

— De l'anesthésie sous ses divers modes dans la paréso-analgésie. Cas frustes de paréso-analgésie. *Gazette hebdomadaire de médecine et de chirurgie*, 1889, p. 560 et 575.

G.-C. d'Oger de Spéville. — Contribution à l'étude de la maladie de Morvan. *Thèse de Paris*, 1888.

M. Prouff (de Morlaix). — Un nouveau cas de paréso-analgésie (de Morvan). *Gazette hebdomadaire de médecine et de chirurgie*, 1887, p. 249.

W. Roth. — Contribution à l'étude symptomatologique de la gliomatose médullaire. *Archives de neurologie*, 1887, t. XIV, p. 368, 1888, t. XV, p. 161, et t. XVI, p. 23, 195 et 395 ; 1889, t. XVIII.

TABLE DES MATIÈRES